爱国主义教育之
了解中国十大国粹

悬壶济世

中医

温会会／文　曾 平／绘

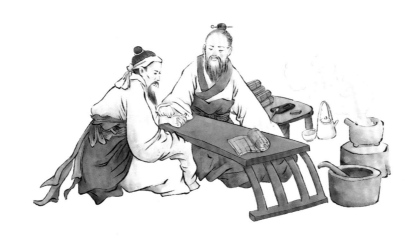

浙江摄影出版社
全国百佳图书出版单位

中医，是中国的传统医学。

它是通过长期的实践和积累而形成的独特医学，承载着中国古人的智慧！

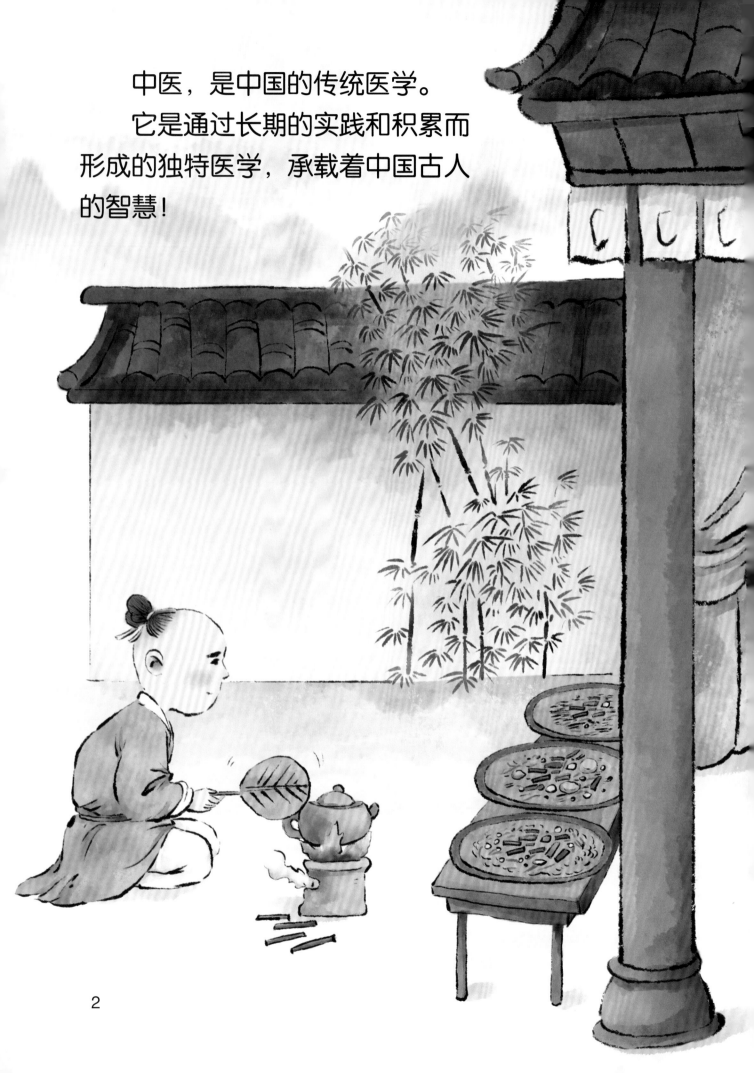

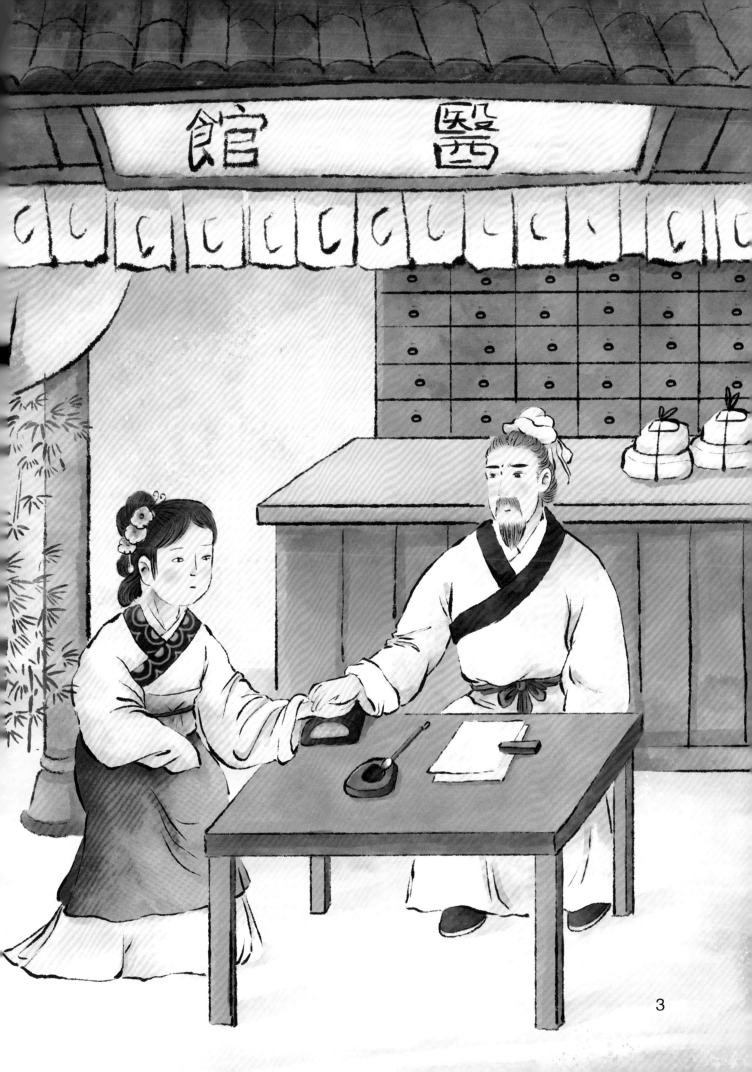

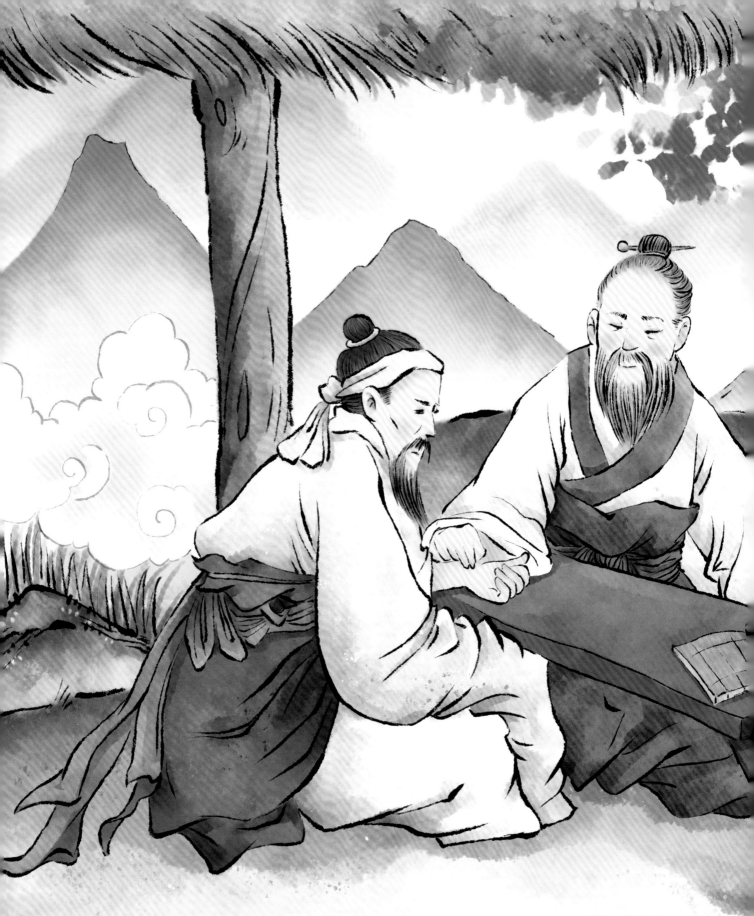

相传，东汉人费长房曾偶遇一位卖药的老翁。

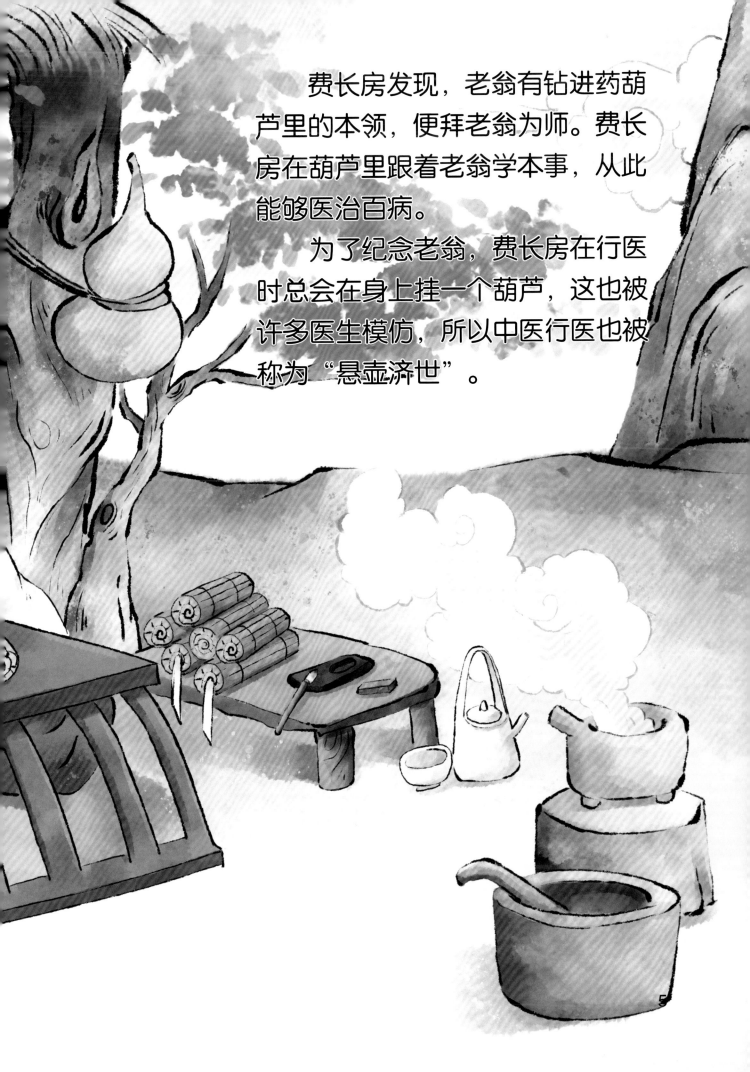

　　费长房发现，老翁有钻进药葫芦里的本领，便拜老翁为师。费长房在葫芦里跟着老翁学本事，从此能够医治百病。

　　为了纪念老翁，费长房在行医时总会在身上挂一个葫芦，这也被许多医生模仿，所以中医行医也被称为"悬壶济世"。

阴阳五行是中医的理论基础。

其中，阴阳指的是事物所具有的相互对立又相互联系的力量；五行则指木、火、土、金、水五种基本物质。

中医认为，人体的脏腑归属五行——肝属木、心属火、脾属土、肺属金、肾属水。

木

火

金

土

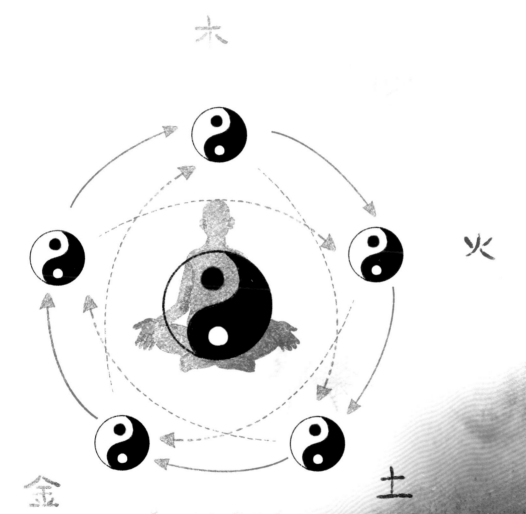

中医在看病的时候，会对
病人进行"望闻问切"。

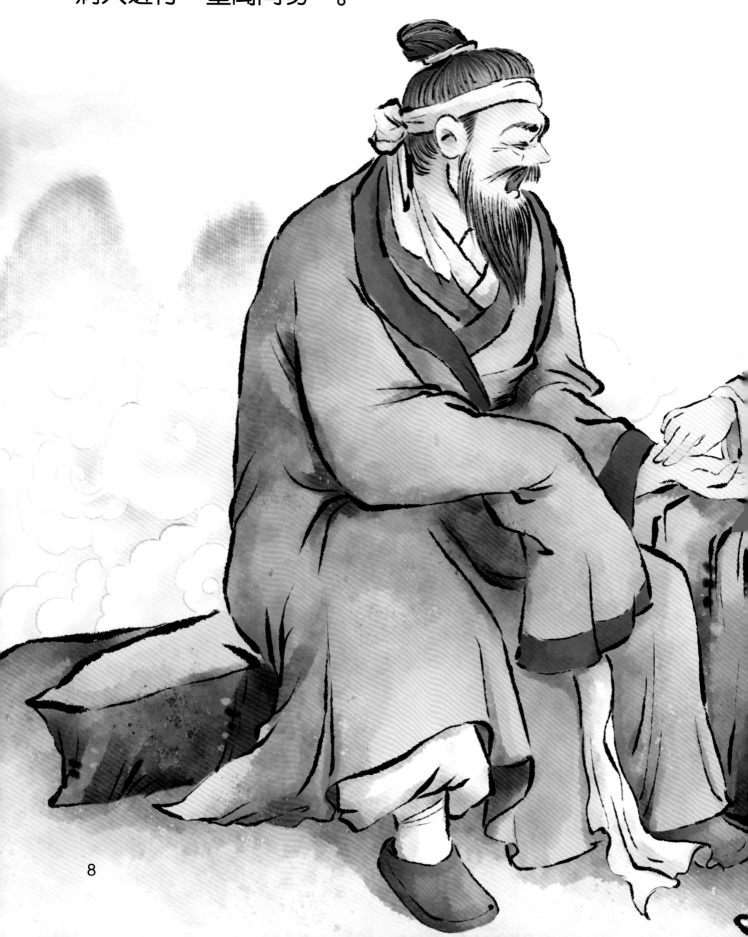

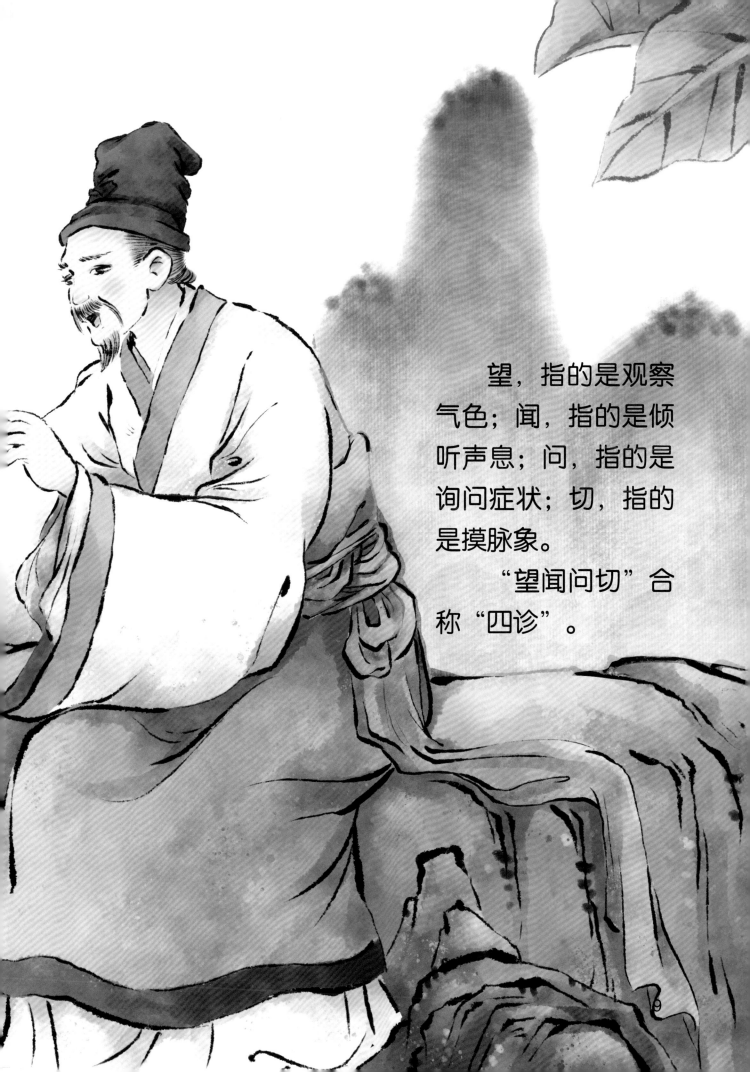

望，指的是观察气色；闻，指的是倾听声息；问，指的是询问症状；切，指的是摸脉象。

"望闻问切"合称"四诊"。

瞧！这是中医开的
药方，上面写着各种各样
的中药。

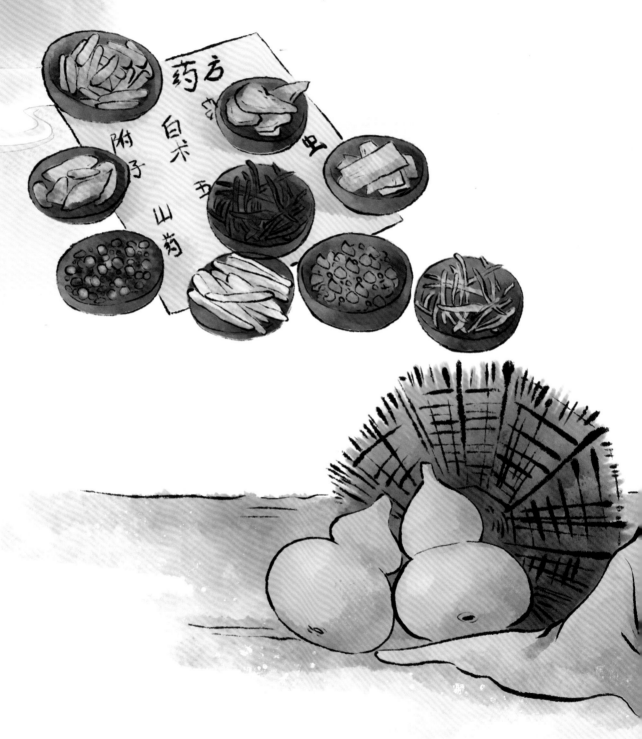

俗话说，"诸药以草为本"，许多植物经过采集、炮制，变成了具有功效的中药。

比如，蒲公英经过炮制，就变成一味清热解毒的中药。

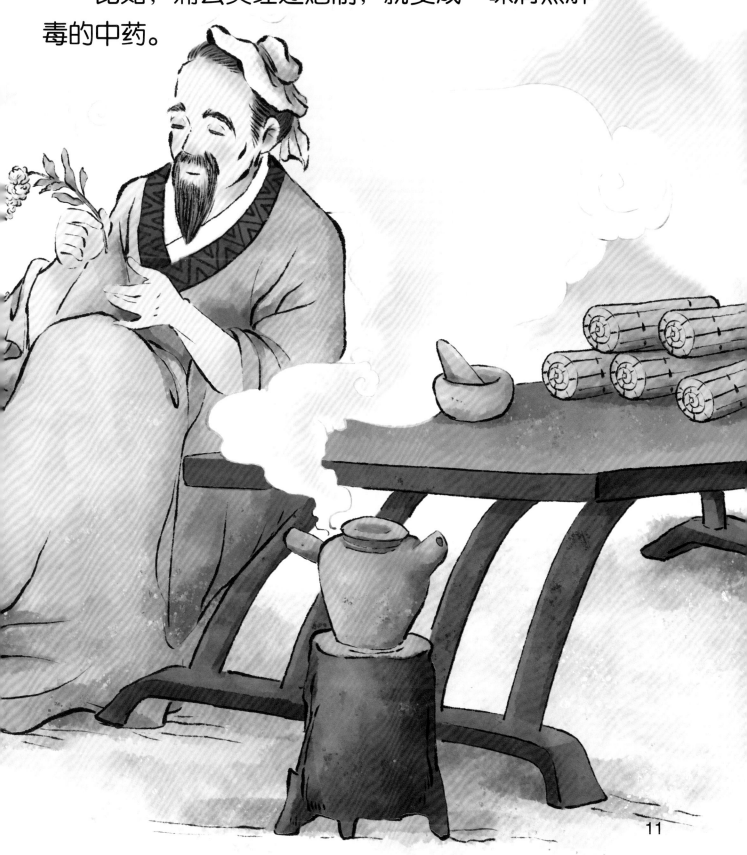

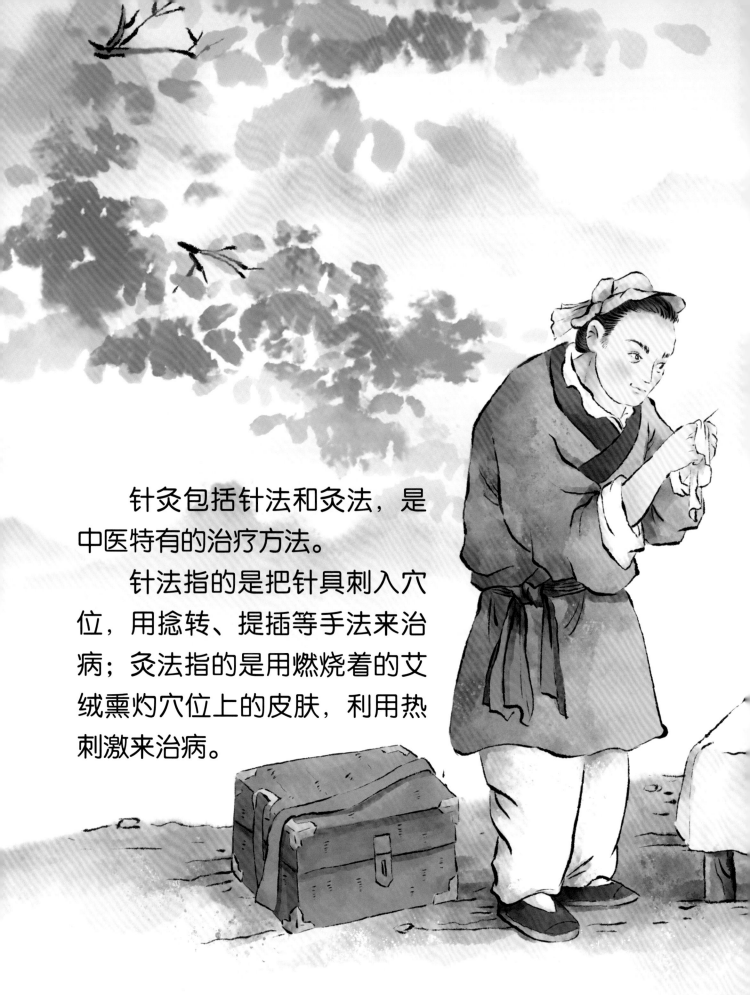

针灸包括针法和灸法，是中医特有的治疗方法。

针法指的是把针具刺入穴位，用捻转、提插等手法来治病；灸法指的是用燃烧着的艾绒熏灼穴位上的皮肤，利用热刺激来治病。

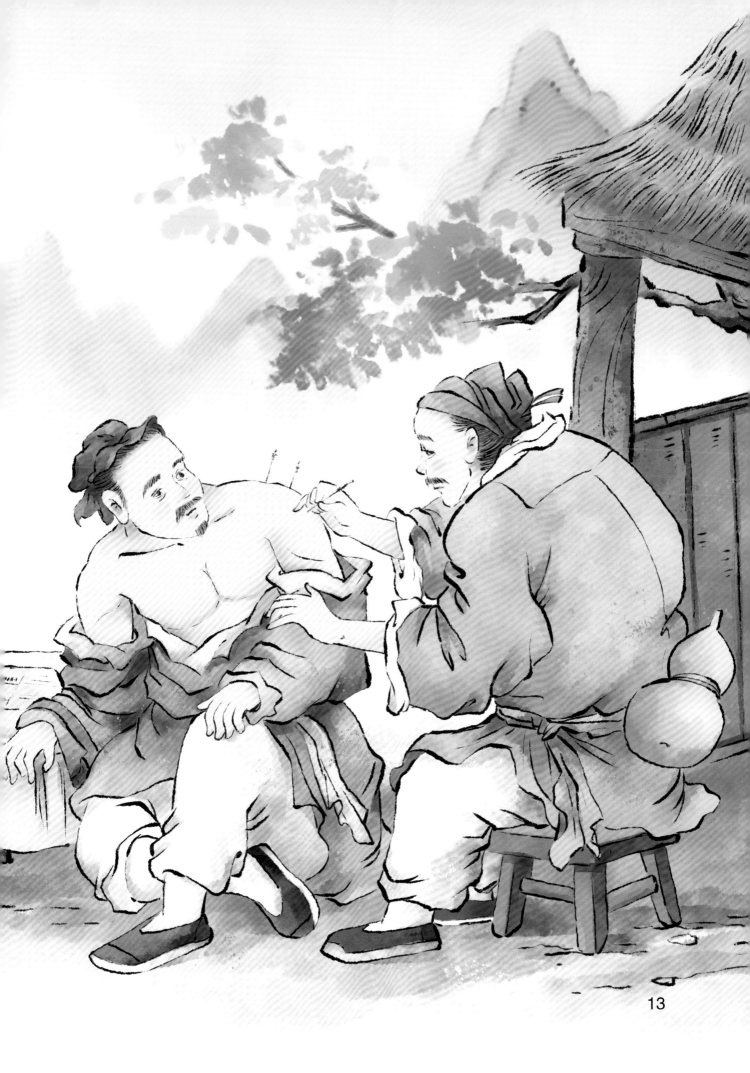

拔罐也称拔火罐，是一种传统的中医疗法。

传统的拔火罐，是利用在杯罐内点火的方式，将杯罐吸附在人体的穴位或某个疼痛的地方，来达到治疗的目的。

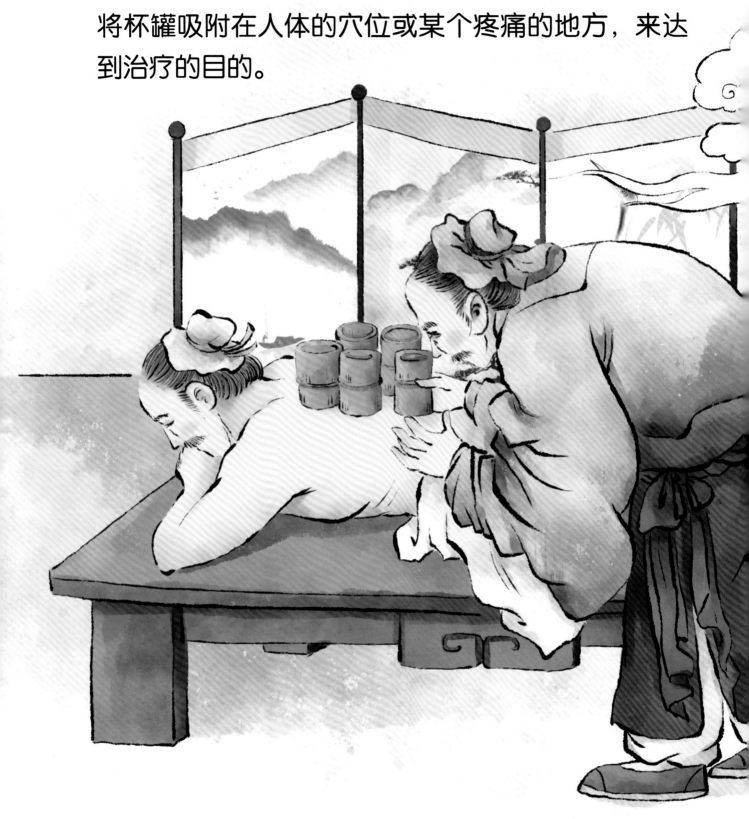

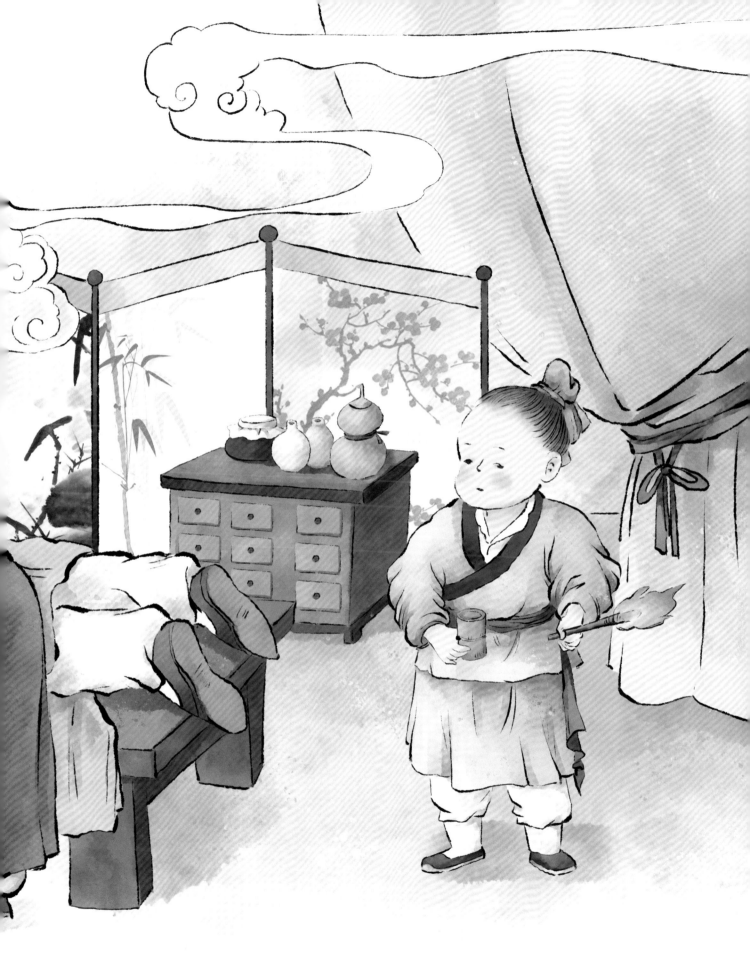

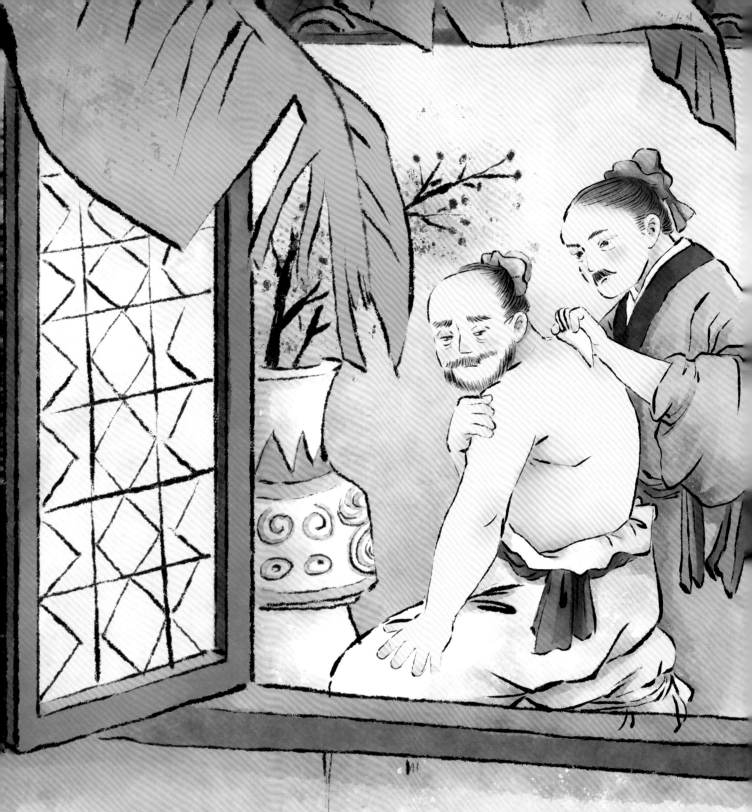

　　中医用牛角、玉石等器具在患者的皮肤上刮拭，这是在干什么呢？这是中医的刮痧疗法。

　　刮痧能疏通经络，促进血液循环，治疗某些疼痛疾病呢！

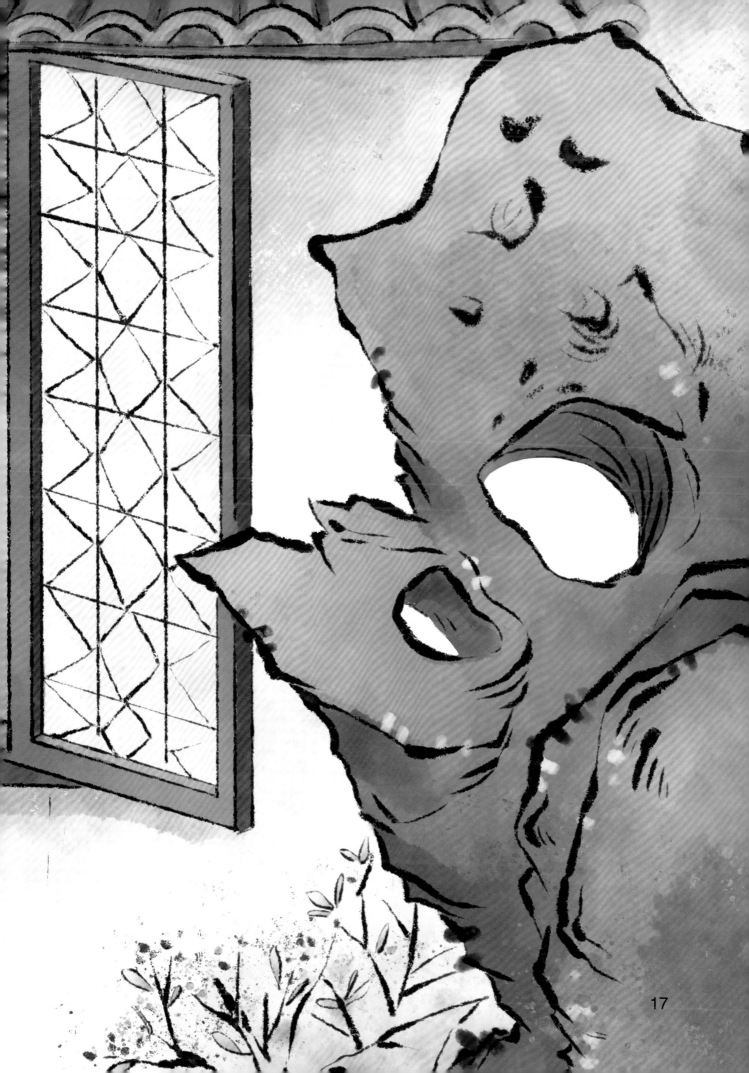

你知道吗？食物不仅有营养，还能预防和治疗疾病。

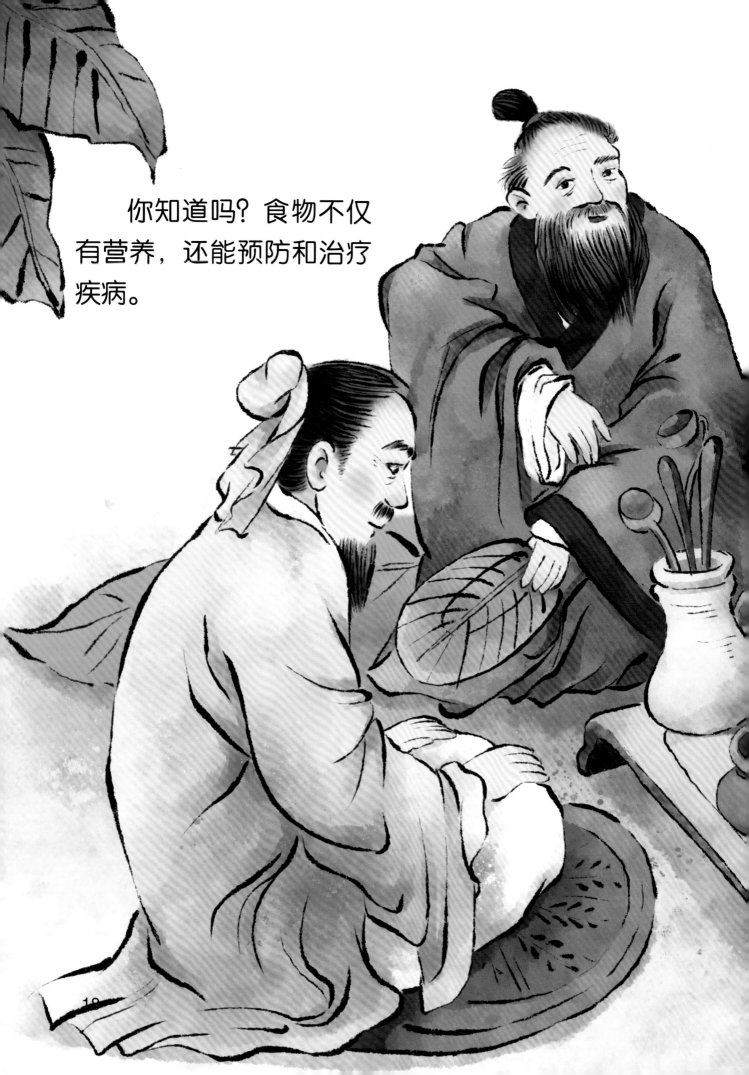

原来，这是中医的食疗。根据中医的理论，我们可以通过食物的特性来调节身体，从而保持身体健康哦！

　　比如，小米粥可以养胃，枇杷可以止咳，山楂可以消食。

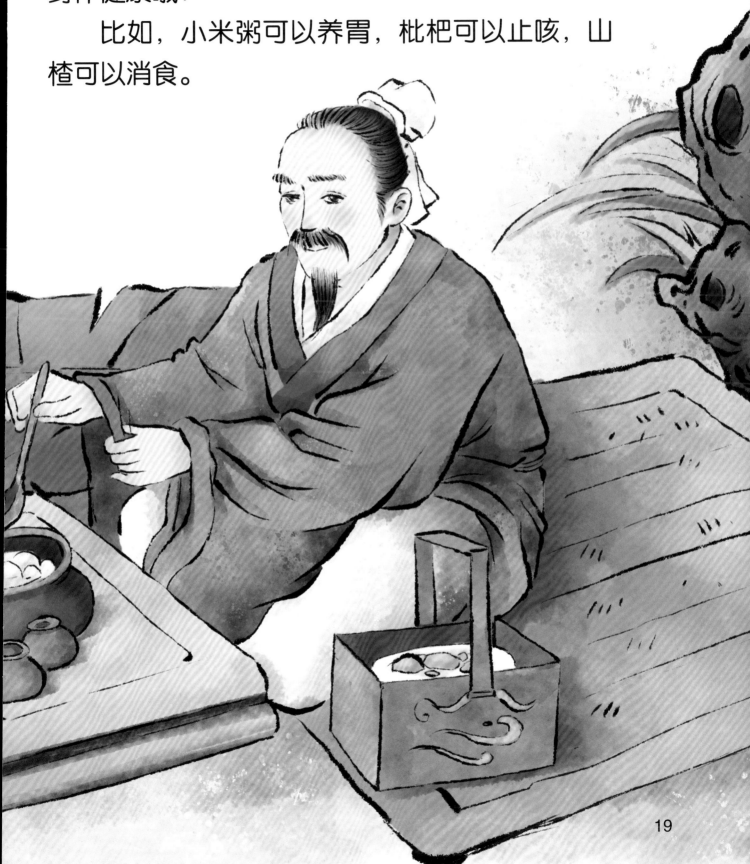

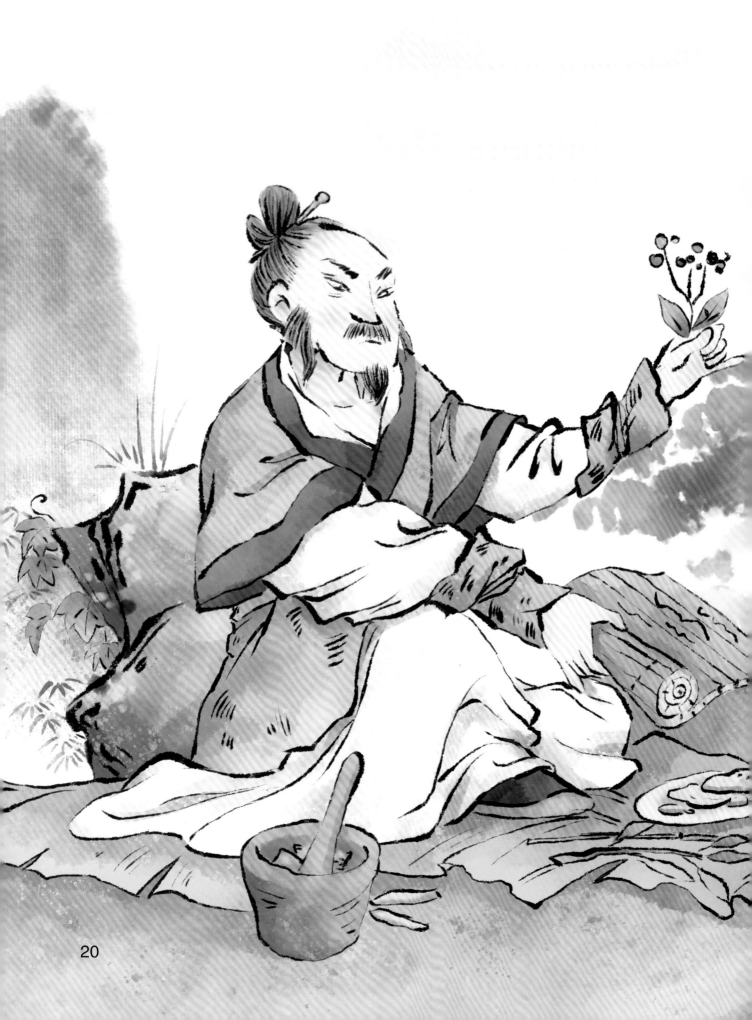

《黄帝内经》是我国现存较早的医学典籍。书中讲述了阴阳五行学说、脉象学说、经络学说等，被誉为"医之始祖"。

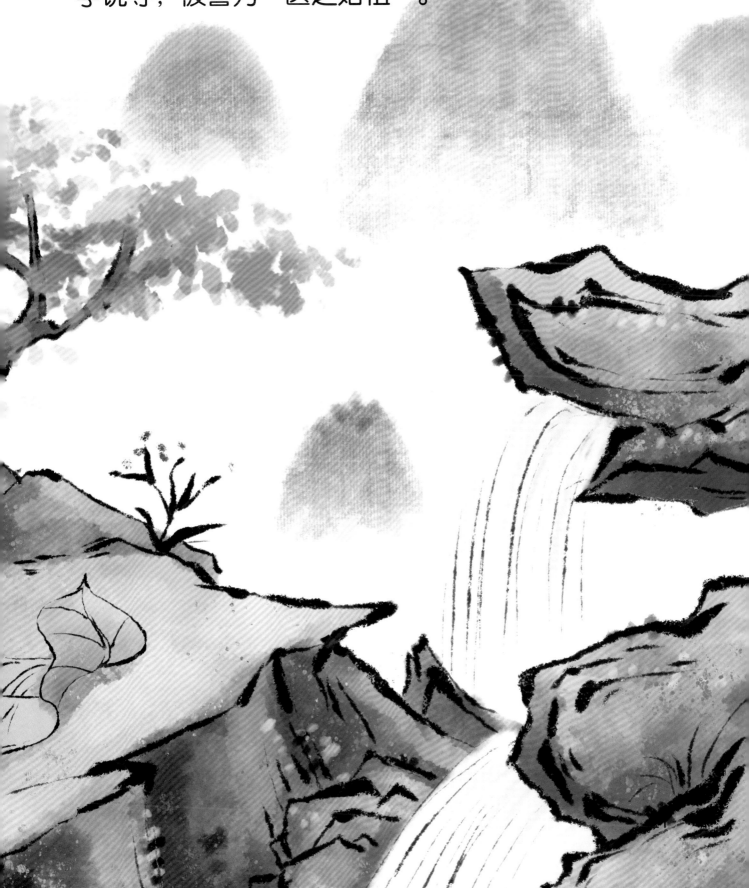

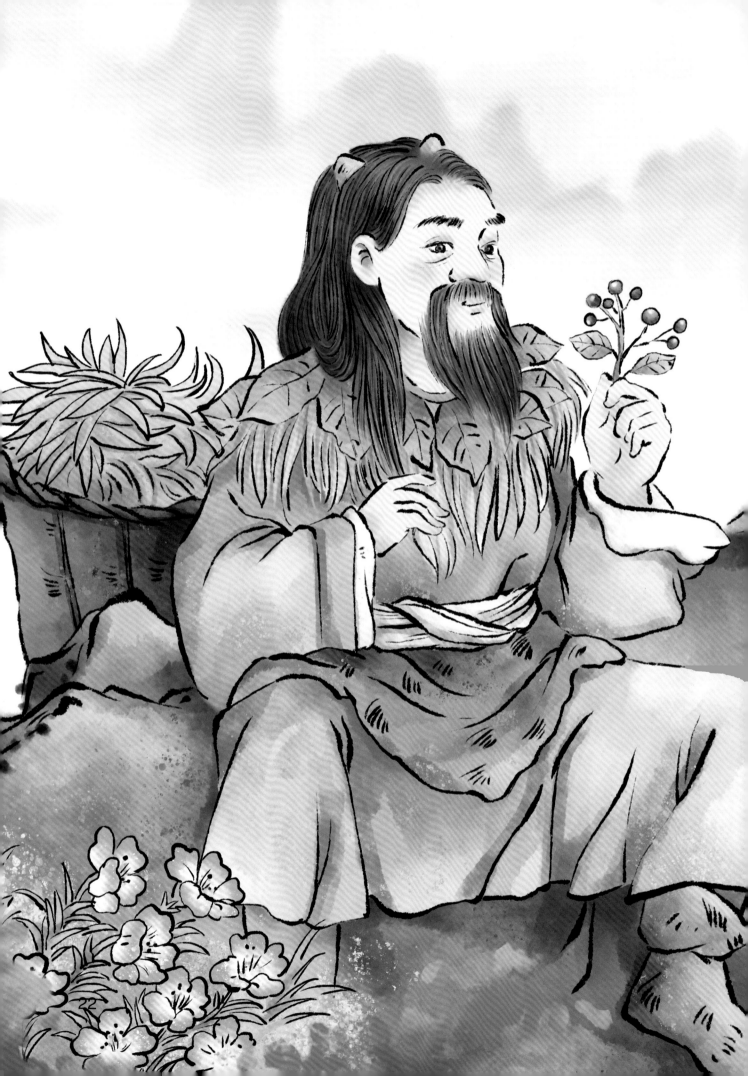

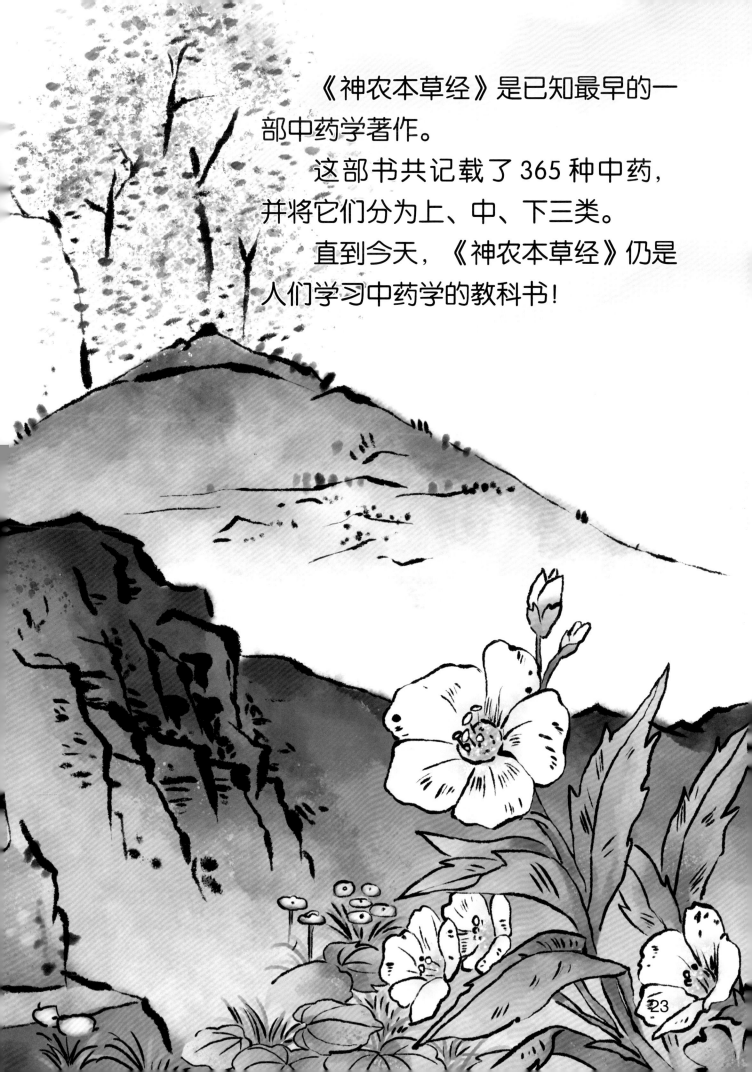

《神农本草经》是已知最早的一部中药学著作。

这部书共记载了 365 种中药，并将它们分为上、中、下三类。

直到今天，《神农本草经》仍是人们学习中药学的教科书！

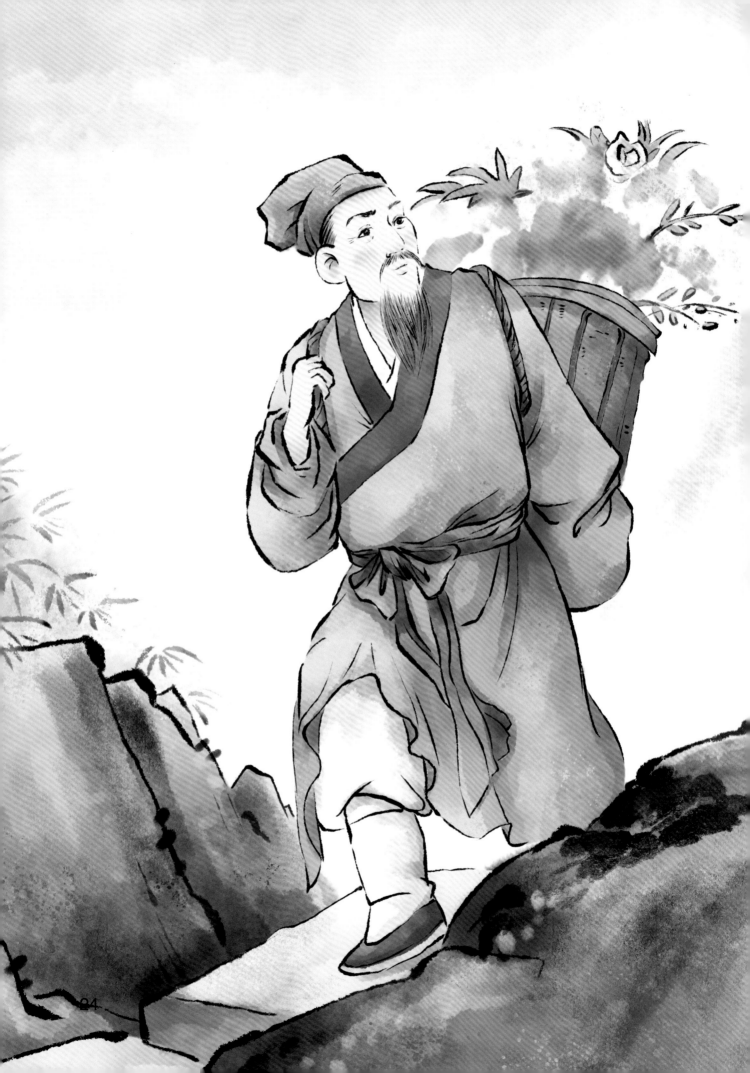

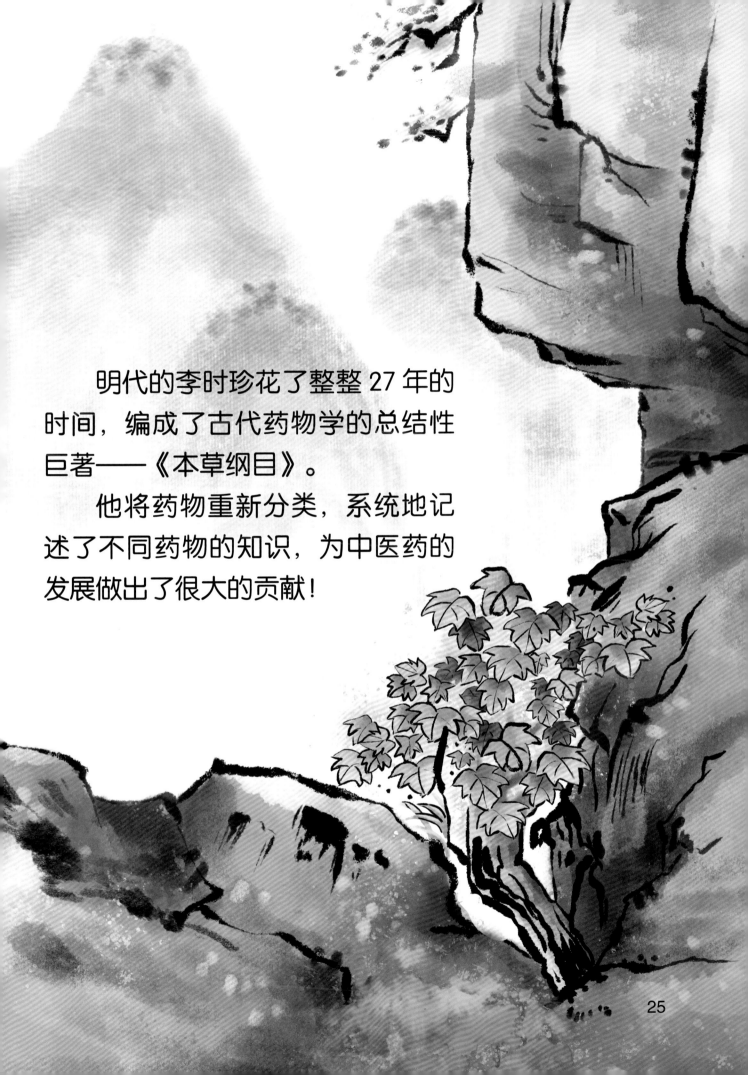

　　明代的李时珍花了整整 27 年的时间，编成了古代药物学的总结性巨著——《本草纲目》。

　　他将药物重新分类，系统地记述了不同药物的知识，为中医药的发展做出了很大的贡献！

医者仁心，悬壶济世。

中医是古人留下来的国粹，凝聚着中华民族传承千年的智慧！

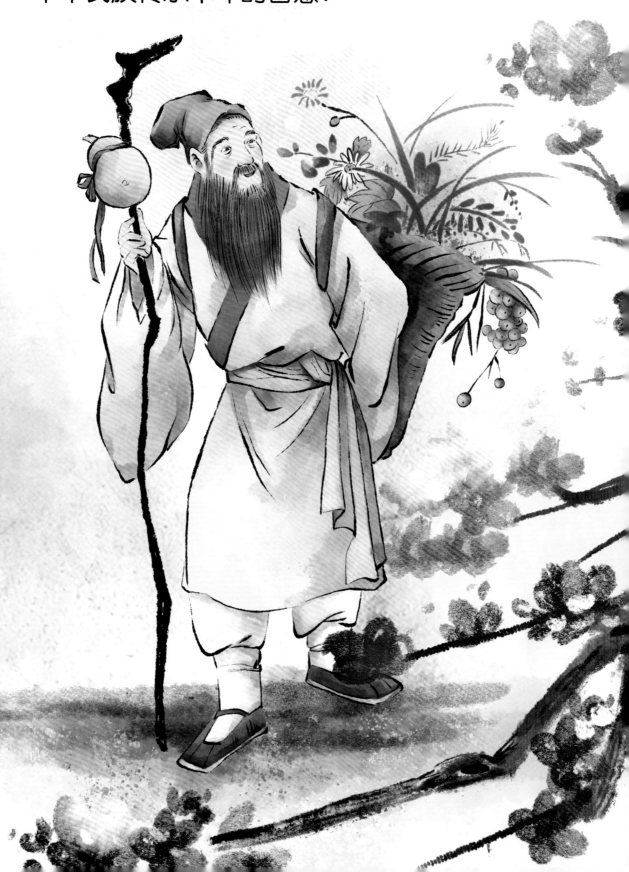

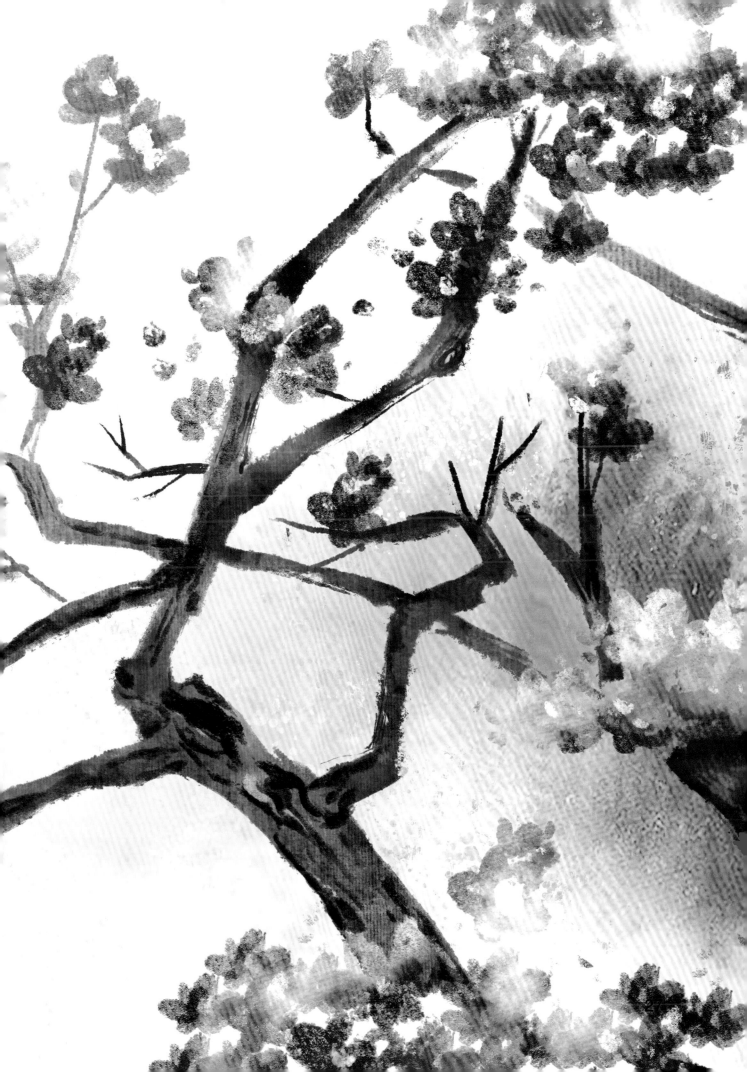

责任编辑　陈　一
文字编辑　谢晓天
责任校对　高余朵
责任印制　汪立峰

项目设计　北视国

图书在版编目（ＣＩＰ）数据

悬壶济世：中医 / 温会会文；曾平绘．-- 杭州：
浙江摄影出版社，2023.1
（爱国主义教育之了解中国十大国粹）
ISBN 978-7-5514-4170-4

Ⅰ．①悬… Ⅱ．①温… ②曾… Ⅲ．①中国医药学－
医学史－中国－古代－少儿读物 Ⅳ．① R-092

中国版本图书馆CIP 数据核字（2022）第 191082 号

XUANHUJISHI ZHONGYI

悬壶济世：中医
（爱国主义教育之了解中国十大国粹）

温会会 / 文　曾平 / 绘

全国百佳图书出版单位
浙江摄影出版社出版发行
　　　地址：杭州市体育场路 347 号
　　　邮编：310006
　　　电话：0571-85151082
　　　网址：www.photo.zjcb.com
制版：北京北视国文化传媒有限公司
印刷：唐山富达印务有限公司
开本：889mm×1194mm　1/16
印张：2
2023 年 1 月第 1 版　　2023 年 1 月第 1 次印刷
ISBN 978-7-5514-4170-4
定价：39.80 元